Ezekiel Ijaopo
Ruth Ijaopo

Uma revisão da saúde oral nos adultos mais velhos

Ezekiel Ijaopo
Ruth Ijaopo

Uma revisão da saúde oral nos adultos mais velhos

A chave para melhorar a nutrição e a qualidade de vida

ScienciaScripts

Cover image: www.ingimage.com

This book is a translation from the original published under ISBN 978-620-2-31854-9.

Publisher:
Sciencia Scripts
is a trademark of
Dodo Books Indian Ocean Ltd. and OmniScriptum S.R.L publishing group

120 High Road, East Finchley, London, N2 9ED, United Kingdom
Str. Armeneasca 28/1, office 1, Chisinau MD-2012, Republic of Moldova, Europe
Printed at: see last page
ISBN: 978-620-8-10476-4

ÍNDICE

AGRADECIMENTOS

Um agradecimento muito especial ao Sr. John Hudson da biblioteca Bell no Royal Wolverhampton NHS Hospital Trust, Wolverhampton UK, pela ajuda com as referências. Agradecemos também ao Sr. Joba Odesanya pela sua ajuda com o fluxograma. Finalmente, aos nossos dois adoráveis filhos, Elizabeth e Daniel, agradecemos o vosso inestimável amor e apoio de sempre.

CONFLITOS DE INTERESSES

Nenhum.

CONTRIBUIÇÕES DOS AUTORES

E. Ijaopo- contribuiu com as seguintes secções: Antecedentes; Problemas orais comuns e factores de risco; Incidências da qualidade de vida em idosos com problemas de saúde oral; Impactos dos problemas de saúde oral no estado nutricional dos idosos; Cuidados orais nos cuidados em fim de vida para idosos em fase terminal; Implicações para a prática e recomendações; Fluxograma; Quadro com o resumo dos estudos incluídos.

R. Ijaopo- contribuiu com as seguintes secções: Recomendações e objectivos para a saúde oral das populações idosas; Índices de avaliação da saúde oral e avaliação nutricional em pessoas idosas.

ABREVIATURAS

WHO: World Health Organisation

FDI: Fédération Dentaire Internationale

BDA: British Dental Association

NICE-UK: National Institute for Health and Care Excellence UK

ADA: American Dental Association

OHRQoL: Oral Health-Related Quality of Life

GOHAI: Geriatrics Oral Health Assessment Index

OHIP: Oral Health Impact Profile

OIDP: Oral Impact on Daily Living

OHQoL: Oral Health Quality of Life

SIDD: Social Impacts of Dental Disease

SIP: Sickness Impact Profile

DIP: Dental Impact Profile

DIDP: Dental Impact on Daily Living

MUST: Malnutrition Universal Screening Tool

MNA: Mini-Nutritional Assessment

SGA: Subjective Global Assessment

HEI: Healthy Eating Index

NRS-2002: Nutritional Risk Screening-2002

RESUMO

Com o aumento da esperança de vida associado à diminuição da taxa de natalidade, as questões relativas ao envelhecimento da população têm resultados e efeitos vitais para todos os aspectos da vida humana, em especial no que se refere à saúde e aos cuidados de saúde dos idosos. Entre estas questões, contam-se as doenças da saúde oral, que constituem grandes preocupações de saúde pública e representam um encargo significativo para todas as regiões do mundo. Em 2018, a Federação Dentária Mundial (FDI) afirma que 90% de toda a população mundial será afetada por problemas de saúde oral durante a sua vida. Os impactos das doenças orais nas pessoas idosas e nas sociedades devido a deficiências funcionais, incapacidade e redução da qualidade de vida são preocupantes. Esta revisão explora os resultados de pesquisas informáticas em bases de dados, incluindo PubMed, MEDLINE, CINAHL, PsycInfo e EMBASE, para analisar a literatura que envolve a relação entre saúde oral, estado nutricional e qualidade de vida na população idosa. Tem também como objetivo proporcionar oportunidades para aumentar o conhecimento e a sensibilização do pessoal médico, dos cuidadores e das famílias envolvidas na prestação de cuidados a pessoas idosas, quer nas suas casas, quer em instituições de saúde.

CAPÍTULO 1

ANTECEDENTES

Com o aumento da esperança de vida e a diminuição da taxa de natalidade, em 2050, pela primeira vez na história, a população mundial de idosos (60 anos ou mais) ultrapassará a população de jovens (15 anos ou menos)[1]. Nos Estados Unidos da América, prevê-se que, em 2030, uma em cada cinco pessoas tenha 65 anos ou mais[2]. À semelhança dos EUA, o Office for National Statistics (ONS) do Reino Unido refere que, em 2035, quase todos os 27 países europeus deverão ter mais de 20% da sua população constituída por pessoas com 65 anos ou mais. Prevê-se que a Alemanha seja o país mais envelhecido, com quase um terço (31%) da sua população com 65 anos ou mais, enquanto 23% da população do Reino Unido é considerada como tendo 65 anos ou mais[3].

Evidentemente, as questões relativas ao envelhecimento da população têm resultados e efeitos vitais para todos os aspectos da vida humana, particularmente no que se refere à saúde e aos cuidados de saúde dos idosos[1]. Entre estas questões, contam-se as doenças da saúde oral, que constituem grandes preocupações em termos de saúde pública e representam um grave fardo para todas as regiões do mundo[4].

A OMS define a saúde oral como "*um estado de ausência de dores na boca e na face, cancro oral e da garganta, infecções e feridas orais, doenças periodontais (gengivas), cáries dentárias, perda de dentes e outras doenças e perturbações que limitam a capacidade de um indivíduo para morder, mastigar, sorrir, falar e o seu bem-estar psicossocial*"[4]. A Federação Dentária Mundial (FDI), em 2018, afirma que 90% da população mundial será afetada por problemas de saúde oral durante a sua vida[5]. Sem dúvida, os impactos das doenças orais nas pessoas idosas e nas sociedades devido a deficiências funcionais, incapacidade e redução da qualidade de vida são preocupantes[6]. Embora possa ter havido grandes melhorias na saúde oral da população de alguns países, o maior fardo global das doenças orais persiste, particularmente entre as populações desfavorecidas e menos privilegiadas, tanto nos países desenvolvidos como nos países em desenvolvimento[7, 8]. A Associação Dentária Britânica refere que, em 2020, as pessoas com 65 ou mais anos de idade manifestarão um vasto leque de dependências, pelo que a prestação de acesso a cuidados de saúde oral adequados continuará a ser um desafio para o Serviço Nacional de Saúde[9]. O Departamento de Saúde e Serviços Humanos dos EUA também salienta a importância da saúde oral na manutenção da saúde geral e do bem-estar das populações[10].

No entanto, as questões relacionadas com os cuidados de saúde oral das pessoas idosas são frequentemente ignoradas na consulta de saúde mais alargada[11]. São geralmente negligenciadas devido à falta de interesse, simplesmente porque a maioria dos problemas que afectam a saúde oral não constituem uma ameaça para a vida[12]. Não é de admirar que seja referido que a saúde oral de uma pessoa é suscetível de se deteriorar durante o período de internamento hospitalar[13]. Tendo em conta o que precede, não é, portanto, surpreendente que muitos médicos, particularmente os que não têm formação especializada no tratamento de pessoas idosas, não reconheçam frequentemente que prestar atenção aos cuidados de saúde oral dos pacientes adultos mais velhos desempenha um papel significativo na ajuda a tratar a desnutrição/distúrbios nutricionais. Esta afirmação é apoiada por um estudo de doentes hospitalizados efectuado por Sousa et al. que mostrou que a saúde oral dos doentes piorou durante o período de internamento hospitalar porque a saúde oral raramente foi avaliada e muitos hospitais não têm políticas em vigor para cuidados de saúde oral de rotina[14]. Incentivar a prática regular da higiene da saúde oral ajuda a prevenir problemas de nutrição em pacientes idosos, contribuindo assim para melhorar a qualidade de vida da população idosa [1519].

Basta dizer que as funções fisiológicas normais, que incluem a nossa capacidade de falar, o prazer de comer e o controlo normal da saliva, muitas vezes consideradas como garantidas pela maioria de nós, podem ser significativamente afectadas por problemas de saúde oral[20]. A cavidade oral desempenha um papel importante nas funções de comer e falar. Comer é necessário para a sobrevivência, e falar é essencial para uma comunicação verbal satisfatória[21]. Do mesmo modo, as doenças orais podem afetar negativamente a qualidade de vida de um indivíduo e conduzir à subnutrição[22].

A malnutrição é uma das principais preocupações da população idosa[23-29]. Muitos estudos já estabeleceram uma associação entre uma saúde oral deficiente e a desnutrição/desnutrição[19, 30-36]. De acordo com Lochs et al., a desnutrição "*é um estado de nutrição em que uma deficiência ou excesso (ou desequilíbrio) de energia, proteínas e outros nutrientes causa efeitos adversos mensuráveis na forma do tecido/corpo (forma, tamanho e composição do corpo) e na função, e no resultado clínico*" [37].

Além disso, existe muita polifarmácia devido a doenças crónicas nas pessoas idosas, e estas pessoas podem também sofrer de problemas de mastigação e deglutição que afectam negativamente o seu estado nutricional, colocando-as assim em risco de subnutrição ou desnutrição[38, 39]. Este livro tem como objetivo fazer uma revisão da literatura para explorar a relação entre a saúde oral, o estado nutricional e a qualidade de vida na população idosa. Além disso, pretende atualizar os leitores sobre a importância dos problemas relacionados com a saúde oral na população idosa e sensibilizar os médicos, pessoal paramédico, famílias e entes queridos envolvidos nos cuidados aos idosos nas suas casas ou em lares, para o facto de que uma boa prática de saúde oral continua a ser um dos elementos-chave para melhorar a nutrição e a qualidade de vida global na população idosa.

CAPÍTULO 2

RECOMENDAÇÕES E OBJECTIVOS PARA A SAÚDE ORAL DOS IDOSOS

POPULAÇÕES ADULTAS

A 60.ª Assembleia Mundial da Saúde, em 2007, centrou-se no plano de ação para a promoção e prevenção de doenças através da saúde oral, incentivando os Estados-Membros a avaliarem os mecanismos que proporcionam a cobertura da população com cuidados de saúde oral essenciais e a incorporarem a saúde oral como parte do esquema reforçado de cuidados de saúde primários para as doenças crónicas não transmissíveis. Promove igualmente a disponibilidade de serviços de saúde oral orientados para a prevenção de doenças e a promoção da saúde para as populações pobres e desfavorecidas[40].

Em 2017, a British Dental Association (BDA) forneceu provas ao National Institute for Health and Care Excellence (NICE), actualizando o padrão de cuidados de saúde oral para os idosos em lares de idosos. Estas novas diretrizes aconselham que as pessoas idosas em qualquer lar de idosos no Reino Unido devem ter uma avaliação das suas necessidades de cuidados orais aquando da admissão; ter documentação das necessidades de cuidados orais no seu plano de cuidados pessoais; limpar os dentes duas vezes por dia, bem como ter cuidados diários de rotina para as suas dentaduras[41]. No seu desejo de alcançar a visão de 2020 dos serviços de saúde oral para pessoas idosas, a BDA fez várias recomendações, entre as quais se incluem o reconhecimento das necessidades de saúde oral da população idosa; a disponibilização de uma avaliação gratuita do risco de saúde oral para pessoas com mais de 60 anos; e a defesa de mais investigação para explorar mais formas de encorajar os autocuidados orais efectivos por parte das pessoas idosas[42].

Do mesmo modo, a American Dental Association (ADA) fornece recomendações gerais e personalizadas com considerações sobre estilos de vida para manter uma boa saúde oral. As recomendações gerais incluem escovar os dentes duas vezes por dia com uma pasta dentífrica com flúor; encorajar a limpeza entre os dentes (uso do fio dental); adotar uma dieta saudável; e ir ao dentista regularmente[43]. Mais adiante, os conselhos da ADA sobre o estilo de vida para os cuidados de saúde oral encorajam o consumo de água fluoretada, desencorajam os piercings orais e defendem a cessação do tabagismo[44].

A FDI (Federation Dentaire Internationale, também conhecida como Federação Dentária Mundial) e a OMS, em colaboração com a Associação Internacional de Investigação Dentária (IADR), desenvolveram objectivos para a saúde oral a atingir até 2020. Estes objectivos foram formulados para promover a saúde oral de modo a ajudar a reduzir o peso das doenças orais e minimizar o seu impacto na saúde e no desenvolvimento psicossocial das populações em risco. Além disso, algumas das suas metas incluem medidas para reforçar as actividades de controlo e prevenção da cárie dentária, reduzir as limitações funcionais decorrentes das doenças orais através do controlo da dor, da substituição de dentes em falta e do tratamento de outras deficiências, como problemas de mastigação, deglutição e comunicação[45]. Em setembro de 2015, a Assembleia Geral da Federação Dentária Mundial adoptou políticas que recomendam que os inquéritos de saúde oral de todos os países incluam medidas validadas de qualidade de vida relacionada com a saúde oral (QVRSB) que permitam explicar adequadamente os impactos que as doenças orais têm na vida quotidiana das pessoas; e que a análise da QVRSB, juntamente com factores clínicos e comportamentais, seja consolidada nas avaliações das necessidades de cuidados de saúde oral das populações, a fim de assegurar uma estratégia completa e abrangente para o planeamento dos serviços de saúde oral[46].

CAPÍTULO 3

MÉTODOS

Foram efectuadas pesquisas informáticas em bases de dados, incluindo PubMed, MEDLINE, CINAHL, PsycInfo e EMBASE, para identificar artigos em inglês, publicados nos últimos doze anos (de janeiro de 2006 a março de 2018). Foi utilizada uma estratégia de pesquisa alargada com os seguintes termos: "oral health elderly" "oral health and nutrition in the elderly" "oral health and malnutrition in older population" "oral health and quality of life in the elderly". Foram recuperados mais de 1000 artigos sobre saúde oral; no entanto, apenas um número limitado destes artigos se centrou efetivamente na qualidade de vida relacionada com a saúde oral e na desnutrição em adultos mais velhos. Foram selecionados para revisão estudos observacionais, bem como revisões sistemáticas e estudos de meta-análise envolvendo a qualidade de vida relacionada com a saúde oral e o risco de desnutrição em adultos mais velhos, com 60 anos ou mais. As listas de referências dos estudos foram também verificadas manualmente para detetar publicações adicionais. O anexo apresenta o resumo dos 16 estudos que cumpriram os critérios de inclusão. Da mesma forma, foram também revistas as recomendações de organizações nacionais e internacionais reconhecidas sobre a saúde oral das populações idosas. A síntese dos dados e as conclusões desta revisão foram obtidas a partir da evidência disponível obtida dos estudos analisados e da orientação dos peritos.

CAPÍTULO 4

PROBLEMAS DE SAÚDE ORAL COMUNS E FACTORES DE RISCO

Sem a cavidade oral, as funções de comer e falar serão um grande desafio. Enquanto a fala é essencial para uma comunicação verbal satisfatória, a alimentação é necessária para a sobrevivência [21]. Uma boa saúde oral depende de uma nutrição adequada e da ingestão de alimentos mais saudáveis, como frutas e legumes frescos, cálcio, alimentos ricos em vitamina D e produtos lácteos, que fortalecem os dentes e os ossos, além de desempenharem um papel importante na prevenção da cárie dentária. Por outro lado, as dietas pouco saudáveis, como o consumo excessivo de alimentos açucarados, bebidas energéticas, limões, rebuçados, entre outros, atraem bactérias que produzem acidez que causa doenças das gengivas, cáries e perda de dentes[47]. Também é referido que as dentaduras gastas e partidas causam mais lesões orais do que a ausência de dentes ou dentaduras [12]. Os comportamentos de risco significativos para as doenças orais, tal como documentados na base de dados da OMS, incluem uma dieta pouco saudável, o consumo de tabaco, o consumo nocivo de álcool e práticas de higiene oral deficientes, bem como o consumo de açúcar em quantidades e frequências elevadas [7]. Outros factores de risco comuns associados às doenças orais são o baixo estatuto socioeconómico, o baixo nível de educação, a má qualidade da água potável e o saneamento básico deficiente [7]. Os problemas de saúde oral mais comuns e os factores de risco que lhes estão associados são descritos a seguir:

<u>Cárie dentária</u>: A cárie dentária e as doenças das gengivas são os dois problemas de saúde oral mais comuns que afectam a população idosa e a prevalência destas condições parece aumentar com o aumento da idade [12]. A cárie dentária ocorre como resultado da destruição progressiva dos dentes devido ao ácido gerado pela placa bacteriana que está normalmente presente na boca[48]. A saúde pública e o envelhecimento indicam que 50% das pessoas com mais de 75 anos de idade têm cáries dentárias que afectam pelo menos um dente [49]. De facto, as evidências mostram que quase todos (96%) os adultos americanos com 65 anos ou mais tiveram cáries dentárias e quase 1 em cada 5 deles tem cáries dentárias não tratadas ou tem todos os seus dentes naturais em falta (edêntulos). O número de idosos edêntulos aumenta ainda mais para cerca de uma em cada quatro pessoas (26%) com 75 anos ou mais [50]. Os grupos étnicos minoritários nos EUA têm maior probabilidade de ter dentes cariados e ausentes entre as populações adultas, quando comparados com os brancos, e comparativamente, níveis desproporcionalmente elevados de problemas de saúde oral estão presentes entre os adultos mais velhos que vivem na pobreza [8,51-55].

<u>Doença periodontal (gengiva):</u> É o problema de saúde oral mais comum nos seres humanos, e ocorre devido a bactérias que causam uma doença inflamatória das gengivas e do osso que suporta os dentes [55,56]. Afecta cerca de 20-50% da população mundial e a proporção de pessoas afectadas aumenta significativamente no grupo etário dos idosos[12,57]. Os factores de risco incluem um mau estatuto socioeconómico, doenças crónicas, medicamentos, factores hereditários e estilos de vida, como o consumo de álcool, o tabagismo, o consumo de açúcar e comportamentos relacionados com a saúde, como a má higiene oral e a falta de consultas de medicina dentária, bem como o sexo feminino (devido à menor produção de estrogénios na pós-menopausa) [8,52-55].

Xerostomia (boca seca): É mais comum entre os idosos [58,59]. Ocorre quando as glândulas salivares não conseguem produzir saliva suficiente para manter a boca húmida. A boca seca pode ser incómoda para as pessoas idosas e pode causar dificuldade em comer, falar e engolir [48]. De acordo com o Center for Scientific Information, ADA Science Institute, a boca seca afecta 30% dos doentes com mais de 65 anos e quase 40% dos doentes com mais de 80 anos, ocorrendo essencialmente devido à polifarmácia ou aos efeitos secundários de medicamentos como anticoagulantes, anti-hipertensores, anti-histamínicos, antipsicóticos, antidepressivos e anticolinérgicos [43]. Por vezes, pode resultar de condições médicas crónicas, incluindo a doença de Parkinson, doenças auto-imunes, sarcoidose, doenças da tiroide, depressão, demência, entre outras [12,38,56,60]. Consequentemente, os problemas de boca seca podem potencialmente levar a outros problemas de saúde oral, como mucosite, cáries, lábios gretados e língua fissurada [58,59]. Do mesmo modo, os indivíduos tratados com esteróides e quimioterapia para doenças malignas podem ter problemas orais, como úlceras na boca, boca seca e paladar anormal [51].

<u>Cancro oral:</u> É a sexta neoplasia maligna mais comum em todo o mundo[61]. Em 2012, estima-se que tenham sido notificados 369 200 novos casos de cancro oral e um estudo mostra que é responsável por cerca de 145 328 mortes por ano em todo o mundo[62]. Nos Estados Unidos, foram diagnosticados cerca de 40 000 novos casos de cancro da boca e da faringe em 2012, o que resultou em quase 9 000 mortes [51]. Alguns dos factores de risco incluem suscetibilidade familiar e genética, tabaco, álcool, radiação, etnia, má nutrição, sexo masculino e factores biológicos como vírus [papilomavírus humano (HPV), vírus Epstein-Barr (EBV)] e infeção fúngica (candidíase crónica) [64-66]. A equipa de conteúdo médico e editorial da American Cancer Society também listou a má higiene oral, a irritação causada por dentaduras e colutórios como factores de risco não estabelecidos para o cancro oral [66].

QUADRO 1: PROBLEMAS COMUNS DE SAÚDE ORAL E FACTORES DE RISCO

Oral Health Problem	Description	Statistics	Risk Factors
Dental Caries (Tooth Decay)	Progressive destruction of teeth by acid generated by the bacterial plaque that is normally present in the mouth[48].	50% of people ≥75 years have dental caries affecting at least one tooth[49]. 96% of USA adults ≥65 years have had dental caries[50].	Unhealthy diet, tobacco use, harmful alcohol use, and poor oral hygiene practices; low socioeconomic status, low level of education, poor quality of drinking water, poor sanitation, chronic disease, medications, hereditary, poor oral hygiene and lack of dental care visits[7, 51-55].
Periodontal (Gum) disease	Occurs from bacteria causing an inflammatory disease of the gums and bone that support the teeth[56].	Is the most common oral health problem in humans[55]. Affects the majority of the adult populations, particularly with increasing age[12, 57].	
Tooth loss	Is a loss of tooth tissues due to erosion and abrasion[56]. Is mainly caused by tooth decay and gum disease[12].	Nearly a quarter (21%) of US adults aged 65 and older had lost all of their teeth[49]. 46% and 58% of people >65 years in UK and Canada respectively are edentulous[57].	
Xerostomia (Dry mouth)	Is a condition in which the salivary glands fail to make sufficient saliva to keep the mouth wet. Can be distressing to older people, and may cause difficulty in eating, speaking and swallowing[48]. May give rise to other conditions such as mucositis, caries, cracked lips, and fissured tongue[58, 59].	Is the most common among the elderly[58]. Affects 30% of patients >65 years and nearly 40% of patients >80 years[43].	Polypharmacy; medication side-effects; smoking; impaired immune system from chronic medical conditions including autoimmune diseases, sarcoidosis, thyroid disease, depression, dementia etc[38, 56, 60].
Oral Candidiasis (Thrush)	Occurs due to fungal infection of the mouth.	Essentially common among denture wearers[48].	
Oral Cancer	May involve the lips, cheek, tongue, palate, salivary glands, larynx and pharynx[57].	Is the sixth commonest malignancy globally[61]. Estimated 369,200 new cases reported in 2012, and accounts for nearly 145,328 deaths worldwide per year[62]. Incidence rate is more rapid after age 50 and peaks between ages 60 and 70[63].	Familial and genetic susceptibility, tobacco, alcohol, radiation, ethnicity, poor nutrition, male gender, and biological factors like viruses [human papillomavirus (HPV), Epstein-Barr virus (EBV)[64-66].

CAPÍTULO 5

ÍNDICES DE AVALIAÇÃO DA SAÚDE ORAL E NUTRICIONAL

AVALIAÇÃO DE ADULTOS MAIS VELHOS

As medidas adoptadas para avaliar e assegurar uma boa prática de saúde oral e/ou o tratamento de problemas de saúde oral proporcionam conforto e satisfação que, em última análise, melhoram a qualidade de vida do indivíduo [18]. Vários índices na prática médica e dentária são frequentemente utilizados para avaliar a satisfação subjectiva dos indivíduos com os cuidados de saúde oral[67]. Cada um destes índices dá um resultado único que é utilizado como uma medida de resultados ou um indicador da qualidade de vida relacionada com a saúde oral (QVRSB) e da satisfação da pessoa. O quadro 2A abaixo mostra a lista dos instrumentos de avaliação da saúde oral e são apresentadas breves descrições dos dois instrumentos mais frequentemente utilizados.

Por outro lado, a avaliação da ingestão nutricional de um indivíduo é melhor efectuada por um dietista[68]. As ferramentas de rastreio para a avaliação nutricional variam e podem incluir uma variedade de marcadores bioquímicos (hemoglobina, hematócrito, albumina, transferrina, vitaminas, folato e níveis de microelementos); medidas antropométricas [peso, altura, circunferência do meio do braço e da barriga da perna, índice de massa corporal (IMC)], achados físicos centrados na nutrição, dados sobre a ingestão de alimentos e nutrientes e outros antecedentes médicos e sociais relevantes[69,70]. O quadro 2B abaixo mostra os instrumentos e componentes da avaliação nutricional habitualmente utilizados.

QUADRO 2A: INSTRUMENTOS DE AVALIAÇÃO DA SAÚDE ORAL E DA QUALIDADE DE VIDA

ORAL HEALTH ASSESSMENT TOOLS	
TOOLS	DESCRIPTION
GOHAI	**Geriatrics Oral Health Assessment Index**: estimates three measures of oral health-related quality of life which include physical function (swallowing and verbal), psychosocial function (relating to distress or agitation, unhappiness, and social withdrawal due to oral health problems) and pain or discomfort from the mouth. It is a 12-item questionnaire with three sets (3,5, and 6) of response categories. Due to its wide acceptability and validity across all ages and socioeconomic status, the term "Geriatrics" from Geriatrics Oral Health Assessment Index is now changed to "General" Oral Health Assessment Index[67,71,72]. https://www.adelaide.edu.au/arcpoh/downloads/publications/reports/miscellaneous/measuring-oral-health-and-quality-of-life.pdf
OHIP	**Oral Health Impact Profile**: is the most commonly used questionnaire to measure outcome of oral health-related quality of life. It provides a reliable and valid instrument for detailed assessment of the social impact of oral diseases and has potential benefits for clinical decision-making and research[67,72,73]. https://www.adelaide.edu.au/arcpoh/downloads/publications/reports/miscellaneous/measuring-oral-health-and-quality-of-life.pdf
OIDP	Oral Impact on Daily Living: https://www.ncbi.nlm.nih.gov/pmc/articles/PMC4606631/
OHQoL	Oral Health Quality of Life: https://www.adelaide.edu.au/arcpoh/downloads/publications/reports/miscellaneous/measuring-oral-health-and-quality-of-life.pdf
SIDD	Social Impacts of Dental Disease: https://www.ncbi.nlm.nih.gov/pmc/articles/PMC4606631/
SIP	Sickness Impact Profile: https://www.ncbi.nlm.nih.gov/pmc/articles/PMC4606631/
DIP	Dental Impact Profile: https://www.adelaide.edu.au/arcpoh/downloads/publications/reports/miscellaneous/measuring-oral-health-and-quality-of-life.pdf
DIDP	Dental Impact on Daily Living: https://www.adelaide.edu.au/arcpoh/downloads/publications/reports/miscellaneous/measuring-oral-health-and-quality-of-life.pdf

QUADRO 2B: ÍNDICES DE AVALIAÇÃO DA AVALIAÇÃO NUTRICIONAL DO IDOSO

NUTRITIONAL ASSESSMENT TOOLS AND COMPONENTS	
TOOLS/ COMPONENTS	DESCRIPTION
MUST	Malnutrition Universal Screening Tool: is the most commonly used malnutrition screening assessment in the UK and also frequently used by many European countries and other parts of the world. It consists of a five-step screening tool to identify adults, who have malnutrition or at risk of malnutrition[74,75]. http://www.bapen.org.uk/screening-and-must/must/introducing-must
MNA	Mini-Nutritional Assessment: is a quick and simple tool for assessing nutritional condition of the elderly age group. It has good sensitivity, specificity and reliability and can also be utilized as a follow up assessment tool[69,76,77]. https://www.ncbi.nlm.nih.gov/pubmed/17183419
SGA	Subjective Global Assessment: is a proven nutritional assessment tool that is reliable and inexpensive. It can be conducted at the bedside and has been found to be highly predictive of nutrition status and its associated complications. The parameters assessed include a medical history (weight, intake, GI symptoms, functional capacity) and physical examination[78]. https://pdfs.semanticscholar.org/ad04/a9a2953d6d2626c5ad60b6863afc87573365.pdf
HEI	Healthy Eating Index: https://www.cnpp.usda.gov/sites/default/files/healthy_eating_index/HEI89-90report.pdf
NRS-2002	Nutritional Risk Screening-2002: http://espen.info/documents/screening.pdf http://www.espen.org/presfile/Meier.pdf
Biochemical markers	Are laboratory blood tests indices which include: haemoglobin, haematocrit, albumin, pre-albumin, transferrin, retinol-binding protein (RBP), total lymphocyte count (TLC), vitamins, folate, and micro-elements levels[69,70,79].
Anthropometric measurements	Involves the use of weight, heights, mid-arm and calf circumference, body mass index (BMI), waist-to-hip ratio, and percentage of body fat[69,70].

CAPÍTULO 6

QUALIDADE DE VIDA EM IDOSOS COM PROBLEMAS DE SAÚDE ORAL

Uma vez que muitos idosos sofrem de doenças crónicas que prejudicam a capacidade de realizar as actividades diárias de rotina, a sua higiene oral e bem-estar geral podem estar comprometidos, colocando-os assim em maior risco de desenvolver problemas de saúde oral[80]. Consideravelmente, qualquer infração significativa à saúde geral, ao bem-estar e ao comportamento psicossocial dos idosos pode afetar negativamente a sua qualidade de vida[18].

Wu et al. utilizaram os instrumentos Geriatrics Oral Health Assessment Index (GOHAI) e Mini-Nutritional Assessment (MNA) para avaliar a QVRSB e o estado nutricional de 195 idosos com mais de 65 anos residentes na comunidade em Hong Kong. Os seus resultados mostraram que 60% dos participantes relataram um impacto indesejável da saúde oral na sua qualidade de vida. Do mesmo modo, verificou-se que 30% dos participantes estavam subnutridos ou em risco de subnutrição[19]. Dhama et al. também efectuaram um estudo transversal que envolveu 340 participantes com mais de 60 anos, utilizando os índices de avaliação GOHAI e OIDPs (Oral Impact on Daily Living) para avaliar o impacto da saúde oral na qualidade de vida e no desempenho diário do grupo de população idosa residente na comunidade na Índia. O estudo estabeleceu

a validade e fiabilidade dos índices OIDP e GOHAI como medidas eficazes da QVRSB. Dhama et al. também demonstraram que os impactos da saúde oral alteram a qualidade de vida das pessoas idosas, particularmente, perturbando as funções fisiológicas da mastigação, deglutição e fala[81].

De um modo geral, os efeitos deletérios das condições de saúde oral na qualidade de vida dos adultos mais velhos podem aumentar o fardo do declínio cognitivo relacionado com a idade[82]. Por outro lado, uma boa saúde oral, definida pela ausência de doença, dor ou desconforto, juntamente com a capacidade de mastigar e engolir normalmente, é muito importante para a dignidade das pessoas idosas[56]. Ao mesmo tempo, a satisfação subjectiva com a dieta facilita uma boa qualidade de vida relacionada com a saúde[21].

Lamentavelmente, os problemas de saúde oral na população idosa também afectam negativamente a qualidade de vida e reduzem a esperança de vida[83,84]. O relatório de um inquérito de base com um período de acompanhamento de quase 4 anos de 2.011 idosos japoneses que vivem na comunidade, para identificar se um mau estado oral pode prever uma futura fragilidade física, indicou que os problemas de saúde oral agregados durante um período de tempo aumentam claramente a possibilidade de desenvolver resultados de saúde desfavoráveis, fragilidade física e mortalidade[85]. Além disso, a análise de Brennan e Singh das respostas de 444 adultos mais velhos, para examinar as relações entre a saúde oral auto-avaliada e a saúde geral, mostrou que 72,2% dos

os participantes que referiram um estado de saúde geral mau/regular também referiram um estado de saúde oral mau/regular

saúde. Do mesmo modo, 61,5% das pessoas que referiram um bom estado de saúde geral também referiram um bom estado de saúde oral. Vice-versa, as pessoas idosas com pior autoavaliação da sua saúde geral sentem mais angústia devido a problemas de saúde oral[16]. A análise demonstra uma relação diretamente proporcional entre a saúde oral auto-avaliada e a saúde geral auto-avaliada.

Embora tenha sido previamente comunicada uma possível associação entre problemas de saúde oral e fragilidade na população de adultos mais velhos[86], Ramsay et al. efectuaram outro estudo de coorte de base populacional de homens mais velhos em 24 cidades britânicas para investigar se as medidas de saúde oral têm alguma associação com a fragilidade física. O seu estudo de acompanhamento de 3 anos em 1.622 homens residentes na comunidade, com idades entre os 71 e os 92 anos, mostrou que a ocorrência de fragilidade era significativamente maior nos idosos que tinham perda dentária completa e naqueles com mais problemas de saúde oral[87]. Do mesmo modo, em São Paulo, Brasil, outro estudo de coorte de base populacional com 1.374 adultos

(≥60 anos) residentes na comunidade, que avaliou a relação dos problemas de saúde oral com a fragilidade física, também demonstrou que as pessoas edêntulas e os indivíduos que necessitavam de próteses dentárias tinham maior probabilidade de serem frágeis quando comparados com indivíduos com 20 ou mais dentes, independentemente do seu estado socioeconómico e de saúde geral[88].

Infelizmente, os idosos edêntulos com dentição comprometida e doença periodontal são propensos a desenvolver doenças cardiovasculares[86,88], ou outras doenças crónicas[53,89,90], e podem ter um aumento da mortalidade[91,92] devido à ingestão de dietas pouco saudáveis, pobres em vitaminas, frutas e vegetais. Do mesmo modo, um estilo de vida de tabagismo, abuso de álcool ou ingestão excessiva de açúcar entre os adultos mais velhos predispõe-nos a desenvolver doenças orais (tais como doenças das gengivas, cáries e perda de dentes) e doenças crónicas. Vice-versa, indivíduos com doenças crónicas, tais como distúrbios cardiovasculares, diabetes mellitus, artrite, hipertensão, doenças renais, hepáticas, gastrointestinais e respiratórias, têm maior tendência para ter uma higiene oral comprometida, perda de dentes e doença periodontal[90,93,94]. Holmlund et al. relatam que pessoas que tinham menos de dez (10) dentes remanescentes apresentavam um risco sete vezes maior de morte por doença coronariana do que indivíduos com mais de vinte e cinco (25) dentes remanescentes[92].

Alguns estudos também associaram as bactérias orais provenientes de um mau estado de saúde oral a uma possível associação acrescida com o desenvolvimento de cancros gastrointestinais superiores, como o esófago, o estômago e o pâncreas[95-97]. Um estudo de coorte prospetivo durante quase oito (8) anos investigou a associação entre doença periodontal, perda de dentes e risco de cancro em 48 375 profissionais de saúde do sexo masculino nos EUA, com idades compreendidas entre os 40 e os 75 anos. Análise dos resultados

demonstrou que, após o ajustamento para factores de risco de cancro conhecidos, tais como o historial de tabagismo e factores dietéticos, os participantes com historial de doença periodontal tinham um risco global de cancro aumentado quando comparados com participantes sem historial de doença periodontal. Os cancros mais comuns registados foram o colorrectal, o melanoma, o do pulmão, o da bexiga e o da próstata avançado[97].

CAPÍTULO 7

IMPACTO DOS PROBLEMAS DE SAÚDE ORAL NO ESTADO NUTRICIONAL DOS IDOSOS

No Reino Unido, 1,3 milhões de pessoas com mais de 65 anos sofrem de malnutrição. Do mesmo modo, 30% das pessoas com 65 anos ou mais internadas em hospitais no Reino Unido estão em risco de desnutrição[98]. Uma análise de 16 artigos efectuada por Ray et al. para investigar a prevalência da malnutrição nos hospitais e lares de Inglaterra desde 1994 demonstrou que a prevalência da malnutrição nos hospitais varia entre 11 e 45%, o que realça o problema de longa data da malnutrição nos hospitais e lares do Reino Unido[27]. Surpreendentemente, menos de metade (47%) dos profissionais de saúde e de cuidados do Reino Unido afirmaram ter conhecimentos adequados para reconhecer e tratar os idosos em risco de desnutrição[99]. Ray et al. propuseram a necessidade de uma análise mais aprofundada da malnutrição, a fim de compreender a sua etiologia, de modo a planear e avaliar as intervenções adequadas necessárias para a sua prevenção e tratamento[27].

O estudo de El Helou et al. realizado em 115 idosos hospitalizados num hospital público no Líbano afirmou que 55,6% dos indivíduos que necessitavam de cuidados orais estavam em risco de deficiência nutricional[100]. Da mesma forma, os resultados de outro estudo transversal realizado por

Huppertz et al. avaliando a associação entre problemas relacionados com a saúde oral

e o estado nutricional de 3220 idosos residentes em lares de terceira idade, com idade ≥65 anos, nos Países Baixos, constatou que os idosos residentes com uma saúde oral deficiente, em particular, com uma alimentação deficiente devido a problemas com dentes (artificiais), tinham cerca de duas vezes mais probabilidades de estar mal nutridos do que os idosos residentes que não tinham problemas relacionados com a saúde oral[36].

Da mesma forma, um estudo realizado por Gil-Montoya et al. com 250 idosos institucionalizados, que avaliou a associação do perfil de impacto da saúde oral com o risco de desnutrição, concluiu que 36,8% dos participantes apresentavam desnutrição ou risco de desnutrição. Os idosos que relataram preocupações com o estado de saúde oral tinham mais do triplo da probabilidade de estarem subnutridos ou de terem risco de subnutrição[101]. Infelizmente, os problemas de nutrição nos idosos podem conduzir a uma série de outros problemas de saúde, que podem incluir a redução da função cognitiva, o cansaço e a fadiga e a perda de peso não intencional, o que pode contribuir para o declínio progressivo da saúde e a redução do estado funcional[24]. Uma revisão sistemática de estudos que envolveram mais de 30 000 participantes idosos de vários países, utilizando o rastreio da ANM, revelou que a prevalência de malnutrição na população idosa hospitalizada e na população idosa institucionalizada era superior a 23% e 37%, respetivamente[69]. O problema da malnutrição resulta, em grande medida, de uma ingestão deficiente de alimentos/nutrientes e/ou de doenças que conduzem a uma perda acrescida de nutrientes do organismo, a uma absorção reduzida dos alimentos ou a uma mistura destes problemas[98]. Aparentemente, estes problemas podem resultar num aumento das admissões hospitalares devido a anemia, má cicatrização de feridas ou disfunção do sistema imunitário, entre outros problemas associados, conduzindo assim potencialmente a um aumento do risco de mortalidade[24,68].

Ao tentar investigar a etiologia da desnutrição nos idosos, um estudo observacional multicêntrico em três serviços de urgência (DE) nos Estados Unidos utilizou uma amostra aleatória de 252 idosos (≥65 anos) para identificar factores de risco modificáveis associados à desnutrição. O estudo demonstrou que os problemas de saúde oral são o fator de risco mais comum para a desnutrição entre os idosos admitidos nos serviços de urgência, representando 54,8% (138) dos participantes. Outros factores de risco identificados para a desnutrição foram a falta de transporte, os sintomas depressivos e os efeitos secundários dos medicamentos, que representaram 22,8%, 19,8% e 15,2%, respetivamente[102]. Um estudo semelhante realizado por Pereira et al., que investigou a prevalência da desnutrição entre 138 pacientes idosos (≥65 anos), cognitivamente intactos e sem doença crítica, que se apresentaram a um Serviço de Urgência no sudeste dos Estados Unidos, constatou que quase dois em cada cinco (38%) dos participantes com problemas relacionados com a saúde oral sofrem de desnutrição[103].

Para além das doenças de saúde oral, os factores de risco habitualmente associados à desnutrição são a doença crónica, a polifarmácia, a institucionalização, bem como

circunstâncias psicológicas e sociais dos indivíduos idosos[24,68,104]. Guigoz et al. afirmam que as alterações psicológicas dependem das situações sociais dos idosos, que podem incluir viver sozinho, imobilidade, ter um mau estatuto socioeconómico e/ou os efeitos a longo prazo associados a doenças crónicas[105].

Muito recentemente, uma revisão sistémica com meta-análise de 26 estudos realizada por Toniazzo et al. para investigar a relação entre o estado nutricional e a saúde oral nos idosos, determinada pela MNA ou SGA, concluiu que os participantes que estavam desnutridos ou em risco de desnutrição tinham significativamente menos dentes presentes em comparação com indivíduos com nutrição normal[106]. Obviamente, o facto de ter menos dentes pode prejudicar a capacidade de mastigação e de deglutição, contribuindo assim para as deficiências de nutrientes nos idosos. Da mesma forma, a eficiência da capacidade de mastigação em adultos mais velhos está ligada a um bom estado da dentição[107].

Os adultos mais velhos com dentição comprometida podem ser susceptíveis de ter uma ingestão reduzida de alimentos dietéticos ricos nas principais fontes de vitaminas, minerais, fibras e proteínas[108]. Assim, a diminuição da ingestão de nutrientes resulta em problemas de desnutrição[109]. Entre os sul-brasileiros, um estudo aleatório de 471 idosos independentes (≥60 anos) que fizeram o rastreio MNA para determinar se o mau estado de saúde oral está relacionado com o desenvolvimento de desnutrição/risco de desnutrição, estabeleceu que 26,5% dos participantes com mau estado oral (problemas gengivais ou edêntulos com apenas um ou nenhum dente) estavam em risco de desnutrição. De facto, mais 91 (19,3%) participantes também tinham risco de desnutrição após a realização de uma ANM completa[31].

Da mesma forma, em 2016, um estudo de acompanhamento de 5 anos de 286 adultos japoneses residentes na comunidade (com 75 anos de idade no início do estudo) realizado por Iwasaki et al. encontrou uma associação significativa entre a dentição comprometida e o declínio subsequente na ingestão alimentar. Iwasaki et al. referem que as pessoas com dentição comprometida (≤5 unidades dentárias funcionais) mostraram evidência de um declínio significativo na ingestão de alimentos e nutrientes em comparação com as pessoas com dentição normal, depois de ajustados os potenciais factores de confusão[110]. A dentição deficiente e a perda de dentes afectam a capacidade de mastigar os alimentos, levando assim os indivíduos afectados a mudar a sua preferência alimentar para nutrientes ajustados a baixas calorias[111]. A ingestão da maioria dos alimentos que contêm vitaminas, legumes e fibras também é reduzida em pessoas desdentadas devido à capacidade de mastigação prejudicada[86,112]. Um estudo transversal com 353 idosos japoneses, que avaliou a relação entre o estado de saúde oral e a ingestão de alimentos e nutrientes, revelou uma redução significativa da ingestão de vários nutrientes nos participantes com próteses mal ajustadas ou dentição comprometida, em comparação com os participantes com boa dentição[87].

É um facto estabelecido que a nutrição é muito essencial para a manutenção do funcionamento ótimo do sistema de defesa do corpo[113]. Por conseguinte, os adultos mais velhos

que são malnutridas/subnutridas terão uma imunidade prejudicada e reduziu a proteção contra doenças[113]. Um estudo com 612 idosos em

A Tailândia, por Samnieng et al, analisou a relação da avaliação nutricional com a capacidade de mastigação e o estado de saúde oral, e descobriu que os adultos mais velhos com desnutrição tinham dentes em falta e capacidade de mastigação prejudicada, particularmente depois de fazer ajustamentos para a idade e o sexo[114].

Na Alemanha, um estudo-piloto de 87 idosos residentes em quatro lares de idosos, efectuado por Ziebolz et al. para explorar a saúde oral e o estado nutricional, concluiu que 52% dos participantes estavam em risco de subnutrição com base nas pontuações da MNA. Embora Ziebolz et al. tenham relatado que o risco de desnutrição ocorria principalmente devido à demência, em comparação com problemas de saúde oral, afirmaram que a incapacidade de efetuar um exame oral aos residentes devido à demência e ao facto de estarem acamados poderia ter influenciado os resultados do estudo[76]. Por outro lado, Cousson et al. utilizaram os instrumentos GOHAI e MNA para avaliar o estado nutricional e a qualidade de vida oral geral em 47 idosos portadores de dentadura completa, em comparação com um grupo de controlo de 50 idosos totalmente dentados que visitaram um hospital francês durante um período de 4 anos. Os resultados mostraram que os participantes com próteses completas tinham uma pior qualidade de vida relacionada com a saúde oral e 21,3% de risco acrescido de desnutrição quando comparados com o grupo de controlo totalmente dentado que tinha zero por cento de risco de desnutrição[115]. De forma idêntica ao estudo de Cousson et al., Rodrigues et al. afirmaram que existia uma associação significativa entre a perda dentária e o mau estado nutricional em 33 idosos não institucionalizados avaliados no Brasil, aumentando assim a sua suscetibilidade de desenvolver doenças crónicas[116].

A Figura 1 (abaixo) ilustra as vias de associação entre problemas de saúde oral, má nutrição e qualidade de vida na população idosa. O fluxograma mostra que as más escolhas de estilo de vida (por exemplo, dieta pouco saudável, tabagismo, consumo excessivo de álcool, etc.) e as más condições sociais, como a pobreza, que tendem a predispor os idosos a problemas e doenças de saúde oral, acabam por resultar em distúrbios nutricionais e fragilidade física. Do mesmo modo, os indivíduos com doenças crónicas, devido à imobilidade, institucionalização, depressão ou efeitos adversos dos medicamentos, são propensos a desenvolver distúrbios nutricionais. Infelizmente, tanto os distúrbios nutricionais como as doenças crónicas (ou agudas-sobre-crónicas) conduzem a uma fragilidade física que diminui a qualidade de vida e

contribuindo, assim, para o aumento da mortalidade nas populações de idosos.

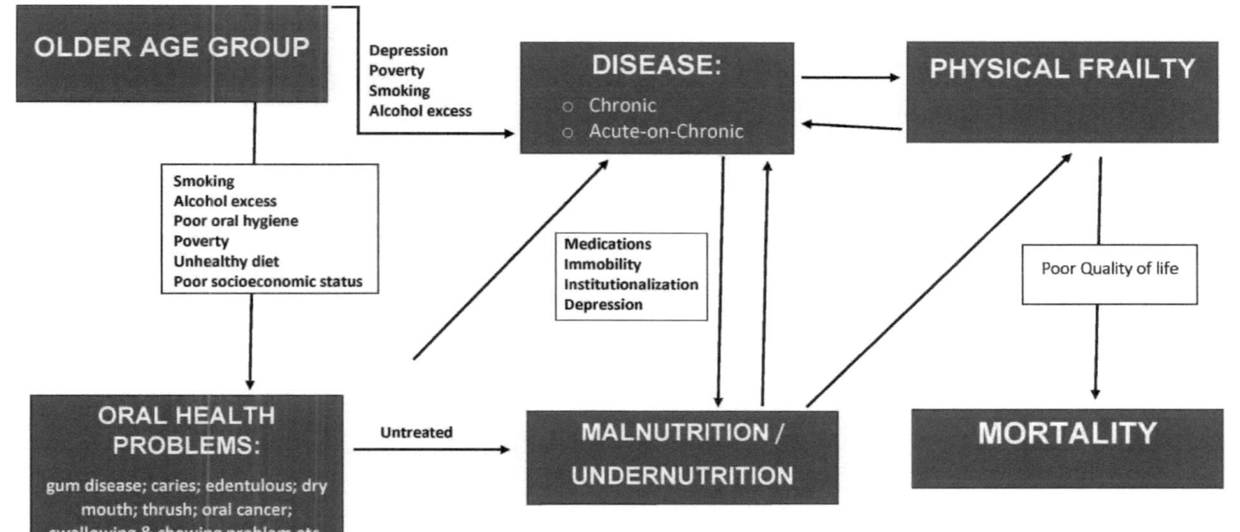

Figura 1: Ilustra as vias de associação entre problemas de saúde oral, desnutrição e qualidade de vida na população idosa

Independentemente do local do estudo, as evidências de vários estudos revelaram que um mau estado oral está associado a uma QVRSB indesejável[15]. Por conseguinte, a adoção de medidas activas para tratar os problemas de saúde oral e a nutrição deficiente ajudará notavelmente a reduzir a gravidade ou a prevalência da fragilidade nos idosos, causando assim benefícios consideráveis aos indivíduos e aos seus entes queridos[86,89]. Além disso, os idosos que demonstram um elevado nível de sentido de coerência, que é a capacidade de uma pessoa gerir o stress psicológico e permanecer saudável, manifestam uma perspetiva robusta com uma boa saúde oral e um bom estado nutricional[90].

CAPÍTULO 8

CUIDADOS ORAIS NOS CUIDADOS EM FIM DE VIDA PARA IDOSOS EM ESTADO TERMINAL

É importante sublinhar, neste ponto, que uma boa higiene oral não só é benéfica na prevenção da subnutrição/desnutrição e na melhoria do bem-estar geral da população idosa, como também é vital à medida que os idosos se tornam progressivamente doentes, aproximando-se do fim da vida[117]. A prestação de cuidados orais às pessoas que estão a morrer ajuda a promover o conforto, aliviando a boca seca e reduzindo o desconforto da desidratação terminal[56]. Um estudo exploratório efectuado por Kvalheim et al. que avaliou os conhecimentos e a prática dos cuidados orais em doentes moribundos em 76 instituições de saúde norueguesas (*19 hospitais e 57 lares de idosos*) concluiu que uma em cada quatro das instituições que responderam não tinha medidas de cuidados orais e quase metade (48%) das instituições não reconhecia a importância dos cuidados orais em doentes terminais. Kvalheim et al. afirmaram que a explicação mais citada para a prestação de cuidados orais paliativos ineficazes a doentes moribundos se devia a conhecimentos inadequados por parte dos profissionais de saúde[118]. Não há dúvida de que as famílias e os entes queridos dos idosos em estado terminal considerarão esta última explicação repreensível e inaceitável. Os cuidados orais dos doentes moribundos são um aspeto fundamental dos cuidados no fim da vida. Os cuidadores/familiares dos doentes devem receber uma educação adequada e, talvez, ser ensinados a prestar cuidados orais se assim o desejarem, de modo a ajudar a reduzir a angústia de não poderem alimentar o seu ente querido[22,119].

CAPÍTULO 9

IMPLICAÇÕES PARA A PRÁTICA E RECOMENDAÇÕES

Uma gestão eficaz dos problemas de saúde oral não só ajudará a prevenir a subnutrição/desnutrição, como também será fundamental para melhorar a qualidade de vida da população idosa. A prática regular de higiene oral (como a escovagem/limpeza regular dos dentes por um indivíduo ou por um prestador de cuidados); a realização de uma avaliação dos riscos para a saúde oral; a identificação e o tratamento de condições orais pouco saudáveis e o reconhecimento de alterações orais anormais decorrentes de alterações relacionadas com a idade são elementos essenciais dos cuidados de saúde oral[120]. Muito importante é o facto de os médicos (de cuidados primários e hospitalares) e os enfermeiros especialistas da comunidade deverem efetuar uma avaliação nutricional de rotina com um exame oral específico e encaminhar prontamente os doentes para os dentistas, sempre que necessário. Do mesmo modo, o envolvimento de enfermeiros, dietistas, terapeutas da fala e da linguagem, terapeutas ocupacionais e os serviços sociais desempenham um papel significativo nos cuidados de saúde oral, bem como na prevenção e tratamento da malnutrição na população idosa[24,57].

Devem também ser incentivados os hábitos de visita anual ou periódica ao dentista, em particular para os idosos com doenças crónicas e debilitantes, de modo a que sejam disponibilizados meios auxiliares de saúde oral, tais como escovas de dentes eléctricas ou manuais personalizadas, dispositivos para segurar o fio dental, entre outros, conforme necessário.

Uma vez que os serviços de saúde oral são partes importantes dos cuidados de saúde geriátricos primários[38], a avaliação geriátrica global, também conhecida em alguns países como avaliação global da idade avançada ou avaliação geriátrica, gestão e tratamento, deve incluir medidas de avaliação do estado nutricional, como a MNA[72] e a avaliação da saúde oral[121].

Além disso, os esforços para controlar as doenças orais em todas as regiões do mundo devem ser reforçados através da organização de serviços de saúde oral acessíveis que satisfaçam as necessidades das populações de adultos mais velhos[7]. Além disso, as pessoas idosas tratadas por problemas de saúde oral ou desnutrição devem ter um acompanhamento de rotina para aconselhamento nutricional[122].

As evidências disponíveis mostram que os idosos com problemas de saúde oral são propensos a ter uma qualidade de vida insatisfatória devido a uma dieta inadequada e à má nutrição[15-19;68;115;116]. Por conseguinte, é importante que o processo de avaliação da nutrição e da qualidade de vida nos idosos envolva uma abordagem de equipa multidisciplinar, incluindo médicos experientes, enfermeiros, nutricionistas, equipa de fala e linguagem, bem como o próprio idoso, com ou sem os seus familiares, conforme necessário. Para cada indivíduo, deve ser efectuada uma história completa, exames físicos e as investigações laboratoriais necessárias, quando indicadas[24,37].

Da mesma forma, as deficiências de nutrientes e a ingestão oral deficiente devido a factores sociais, fisiológicos e/ou patológicos devem ser abordadas precocemente e, se for caso disso, devem ser encaminhadas para psicólogos ou psiquiatras.

Além disso, e muito importante, os médicos e os profissionais de saúde aliados devem abandonar a crença ortodoxa de que os cuidados de saúde oral são da exclusiva responsabilidade da equipa dentária. São encorajados a envidar esforços para unir forças com os colegas da equipa de medicina dentária para diagnosticar problemas de saúde oral nas populações de adultos mais velhos e assegurar encaminhamentos dentários rápidos quando necessário.

Conforme recomendado pelo Grupo de Trabalho sobre Desnutrição em 2018, esta revisão apoia a integração de um módulo abrangente de saúde oral na formação de todos os estudantes de ciências da saúde[99]. Uma cavidade oral (saúde) saudável e funcional não só desempenha um papel essencial no sistema digestivo humano, como também é fundamental e vital para uma melhor qualidade de vida e para a prevenção da desnutrição na população idosa. É necessária mais investigação, incluindo estudos longitudinais e ensaios controlados, para determinar se uma saúde oral deficiente aumenta o risco de desnutrição nos idosos e identificar as pessoas mais vulneráveis entre a população idosa

APÊNDICE

RESUMO DOS ESTUDOS INCLUÍDOS

ARTICLE	DESIGN	SUB-JECTS	AGE GROUP	SETTINGS	AIM	OUTCOME/CONCLUSION
Wu *et al.* 2018	CSS	195	≥65years	Five Community Centres in Hong Kong	Identified oral health indicators for malnutrition risk among elderly	Subjective oral health measure (GOHAI) is a better useful indicator for risk of malnutrition in the elderly compared with clinical parameters. 60% of subjects reported negative impact of oral health on their quality of life. 30 % were malnourished or at risk.
Burks *et al.* 2017	Prospective cross sectional multicentre study	252	≥65years	Three Emergency Depts in the South, Northeast And Midwest of USA.	Identified the modifiable risk factors associated with malnutrition in elderly patients.	Poor oral health (54%; 95% CI 16%, 78%) accounts for the highest risk factor [population attributable risk proportion (PARP)] for malnutrition. Other identified risk factors for malnutrition were: food insecurity, depressive symptoms, lack of transportation, and drugs side effects. Malnutrition prevalence was 12%.
DeMarchi *et al.* 2008	CSS with simple random sampling.	471	≥60years	Subjects from municipality registers in Brazil.	Evaluated whether poor oral status was associated with malnutrition/ malnutrition risk.	MNA finding showed that subjects with poor oral status and unhappiness with their gingival health *(OR=1.76; 95 CI=1.10-2.83)* had increased chance of malnutrition risk. 125(26.5%) subjects had risk of malnutrition while 6 (1.3%) subjects were malnourished.
Toniazzo *et al.* 2017	Systematic review and Meta-analysis	26 studies	≥60years	Review and analysis of primary data.	Assessed if malnutrition/ malnutrition-risk determined by MNA or SGA is related to oral health status in older adults.	Analysis of mean number of teeth present indicated that the participants who were malnourished or at risk of malnutrition had significantly fewer teeth *(SMD: -0.141; 95%CI -0.278 to -0.00502)* compared with subjects who had normal nutrition.
Cousson *et al.* 2012	Prospective survey study	97	≥60years	Elderly patients visiting dental hospital in France	Determined whether elderly complete denture wearers have greater risk of malnutrition compared with the fully dentate control group.	Mean MNA scores was *25.86 ± 2.89* for the complete denture wearers and *28.21 ± 1.53* for the control group. MNA scores indicated that more people in the edentulous group (21.3%) were at risk of malnutrition compared to the fully dentate control group (0%).

APÊNDICE

RESUMO DOS ESTUDOS INCLUÍDOS

Dharma *et al.* 2017	CSS	340	>60years	community-dwelling older population group in India	Evaluated the behaviour of GOHAI and OIDPs as potent measures in oral health related to quality of life in elderly.	GOHAI score shows that most of the subjects with a lowest mean score of 2.12 and 2.13 had difficulty in chewing food and were unhappy with their condition of mouth and teeth. OIDP scores indicate that most subjects had problems with eating food (57.74) and speaking clearly (45.96).
Gil-Montoya *et al.* 2013	CSS	250	Mean age was 82.7 ± 8.2 years	institutionalized Spanish elders.	Assessed for any association between oral health-related quality of life and malnutrition risk using the oral health impact profile (OHIP).	Malnutrition/risk was 3.43-fold more probable in subjects with OHIP-reported "problems" compared to those with none. After adjustment for age, sex, functional status, and mild dementia diagnosis, OHIP was associated with malnutrition/risk
deAndrade *et al.* 2013	Population-based cohort study	1,374	≥60years	community-dwelling adults in São Paulo, Brazil.	Evaluated the theory that oral health conditions are associated with frailty independent of socioeconomic and general health status.	Subjects requiring dental prostheses had a 46% greater chance of being prefrail than those without such a need, independent of socioeconomic and general health status. Elderly individuals with 21 or more teeth had 75% lower odds of being frail than those who were edentulous.
Ramsay *et al.* 2017	CSS and Cohort study with 3-year follow-up.	1,622	71 to 92 years	community-dwelling elderly population in 24 British towns.	Investigated whether objective and subjective oral health measures have any association on physical frailty.	Occurrence of frailty was significantly higher in the older people who had complete tooth loss (OR=1.90 95% CI=1.03-3.52) as well as on those with more oral health problems such as dry mouth, gum problems and difficulty with eating (OR=2.71, CI= 1.11-6.62)
Huppertz *et al.* 2017	CSS	3,220	≥65years	Data from the elderly people living in somatic and psychogeriatric wards of Dutch nursing homes.	Evaluated the association between range of oral health-related problems and malnutrition.	Showed that subjects with poor oral health, mostly from poor eating due to artificial teeth problems were nearly twice to be malnourished (PR 1.8, 95% CI 1.5-2.2) compared with subjects who never had oral health problems.

APÊNDICE

RESUMO DOS ESTUDOS INCLUÍDOS

Tanaka *et al.* 2012	Baseline Survey and Follow-up	2,011	≥65years	Japanese community-dwelling elderly population	Investigated whether poor oral status can predict future physical frailty	Aggregated poor oral status, determined by number of natural teeth, oral motor skill, chewing and swallowing capability, over a period of time clearly increases the risk of developing unfavourable health outcomes, physical frailty, and mortality.
El Helou *et al.* 2014	CSS	115	≥70years	Hospitalised patients at Lebanese public hospital.	Assessed the relationship between oral health and nutritional status in a population of hospitalised elderly patients.	Results showed that 55.6% of the participants in need of dental care (GOHAI score >14) had risk of nutritional deficit ($p = 0.019$). Prevalence of malnutrition and malnutrition risk were 6.1% and 37.4% respectively.
Guigoz 2006	Literature (systematic) Review	>30,000 subjects	Age range from 51 to 97 years.	Various settings (community, Home care, Outpatient, Hospital, and care facility) from different countries.	Investigated what the use of MNA as a screening and assessment tool tell us about malnutrition or malnutrition risk.	MNA can detect malnutrition risk particularly when the BMI and other parameters are within normal range. MNA showed mean prevalence of malnutrition to be 1% in healthy community-dwelling elders, 20% in hospitalised elderly, and 37% among elderly in institution
Pereira *et al.* 2015	CSS	138	≥65years	ED patients in the southeast United States serving a racially and socioeconomically diverse population.	Estimated the prevalence of malnutrition among older patients presenting to an emergency department (ED).	16% (95% CI 10%–22%) were malnourished and 60% (95% CI 52%–69%) were either malnourished or had malnutrition risk. Prevalence of malnutrition was higher among patients with depressive symptoms (52%), 50% in those residing in assisted living, and 38% in those with difficulty eating.

APÊNDICE

RESUMO DOS ESTUDOS INCLUÍDOS

Samnieng *et al.* 2011	CSS	612	Mean age of 68.8	community-dwelling adults population in Thailand	Evaluated the relationship of Mini-Nutrition Assessment (MNA) results with chewing ability tests and oral health status- number of teeth present and functional tooth units (FTUs).	MNA scores indicate, 25.1% of participants had normal nutrition, 67.2% were at risk of malnutrition and 7.7% were grouped as having malnutrition. The ANCOVA analyses adjusted for age and gender showed that subjects with malnutrition had lower numbers of teeth present (8.8), FTUs (8.4), and chewing ability (6.8) compared to those with normal nutrition (13.3, 10.4 and 7.8) ($p < 0.05$).
Rodrigues *et al.* 2012	CSS	33	≥60years Mean age of 71.7±5 years.	Non-institutionalized elderly	Investigated the relationship between oral health status and nutritional status in the older adults. The oral health assessment was done using the index for decayed, missing and filled teeth (DMFT), while the nutritional status was assessed using biochemical markers and anthropometric values.	Tooth loss was the biggest problem to the participants (57.6%), followed by the use of dentures (30.3%) and ill-fitting dentures (33.3%). 66.6% of the subjects had difficulty in chewing, and 54.5% of them reported prostheses as the cause, and 13.6% claimed it was due to the absence of teeth. A significant association was found between DMFT and the value of suprailiac skinfold thickness *(rho=0.380, p=0.029)*. Findings support temporal association between tooth loss and detrimental changes in nutritional status assessment, which might increase susceptibility to developing chronic diseases.

CHAVE:

CSS: Estudo transversal

OR: Razão de Odds

CI: Intervalo de confiança

DMP: Diferença Média Padrão

OIDP: Impacto oral na vida quotidiana

GOHAI: Índice de Avaliação da Saúde Oral em Geriatria

MNA: Avaliação Mini-Nutrição

PR: Rácios de Prevalência

REFERÊNCIAS:

1. World Population Ageing 2015 (Envelhecimento da População Mundial 2015). Nova Iorque: Nações Unidas, Departamento de Assuntos Económicos e Sociais, Divisão da População, 2015 (ST/ESA/SER.A/390).
2. Colby S, Ortman J. Projections of the size and composition of the US population: 2014 to 2060. 2015. US Census Bureau population estimates and projectionsRetrieved from https://www census gov/content/dam/census/library/publications/2015/demo/p25-1143 pdf. 2016.
3. Statistics OfN. Population ageing in the United Kingdom, its constituent countries and the European Union (Envelhecimento da população no Reino Unido, nos países que o constituem e na União Europeia). Instituto Nacional de Estatística. 2012:112.
4. OMS. Saúde oral: Ficha de informação: Organização Mundial de Saúde (OMS); 2012 [citado 2018 2018/03/05]. Disponível em: http://www.who.int/oral health/publications/factsheet/en/.
5. Dia Mundial da Saúde Oral: FDI Federação Dentária Mundial; 2018 [citado 2018 2018/03/07]. Disponível em: https://www.fdiworlddental.org/fdi-at-work/world-oral-health-day.
6. Petersen P. Saúde oral. In: Heggenhaugen K, Quah SR, editores. International encyclopedia of public health. Vol. 4. San Diego, CA: Academic Press; 2008. p. 677-685.
7. Petersen PE, Yamamoto T. Improving the oral health of older people: the approach of the WHO Global Oral Health Programme. Medicina dentária comunitária e epidemiologia oral. 2005;33(2):81-92.
8. Huang DL, Park M. Socioeconomic and racial/ethnic oral health disparities among US older adults: oral health quality of life and dentition. Journal of public health dentistry. 2015;75(2):85-92.
9. Oral Healthcare for Older People 2020 Vision (Visão 2020 dos Cuidados de Saúde Oral para as Pessoas Idosas). A BDA Key Issue Policy Paper. Londres: British Dental Association, maio de 2003. Relatório n.º: Nenhum.
10. Oral Health in America: A Report of the Surgeon General. Rockville, MD: Departamento de Saúde e Serviços Humanos dos EUA, Instituto Nacional de Investigação Dentária e Craniofacial, Institutos Nacionais de Saúde, 2000. SERVIÇO USPH; 2008 2008. Relatório n.º: NIH Publicação n.º 00-4713.
11. Broadbent JM, Zeng J, Foster Page LA, Baker SR, Ramrakha S, Thomson WM. Oral Health-related Beliefs, Behaviors, and Outcomes through the Life Course (Crenças, comportamentos e resultados relacionados com a saúde oral ao longo da vida). Journal of dental research. 2016;95(7):808-813.
12. Wong ML, Thean HP. Geriatric Oral Health - Appreciating and Addressing It with a Team Approach. In: Stuart R, editor. Oral Health Handbook (Manual de

Cuidados de Saúde Oral). New York: Orange Apple; 2017. p. 67-76.
13. Terezakis E, Needleman I, Kumar N, Moles D, Agudo E. O impacto da hospitalização na saúde oral: uma revisão sistemática. Journal of clinical periodontology. 2011;38(7):628-636.
14. Sousa LL, e Silva Filho WL, Mendes RF, Moita Neto JM, Prado Junior RR. Saúde bucal de pacientes em curto período de internação: estudo observacional. Journal of clinical periodontology. 2014;41(6):558-563.
15. Gerritsen AE, Allen PF, Witter DJ, Bronkhorst EM, Creugers NH. Tooth loss and oral health-related quality of life: a systematic review and metaanalysis. Resultados de saúde e qualidade de vida. 2010;8:126.
16. Brennan DS, Singh KA. General health and oral health self-ratings, and impact of oral problems among older adults. Revista europeia de ciências orais. 2011;119(6):469-473.
17. Sischo L, Broder HL. Oral health-related quality of life: what, why, how, and future implications. Journal of dental research. 2011;90(11):1264- 1270.
18. Gil-Montoya JA, de Mello AL, Barrios R, Gonzalez-Moles MA, Bravo M. Oral health in the elderly patient and its impact on general well-being: a nonsystematic review. Clinical interventions in aging. 2015;10:461-467.
19. Wu LL, Cheung KY, Lam PYP, Gao XL. Oral Health Indicators for Risk of Malnutrition in Elders (Indicadores de Saúde Oral para o Risco de Desnutrição em Idosos). O jornal de nutrição, saúde e envelhecimento. 2018;22(2):254-261.
20. Griffin SO, Jones JA, Brunson D, Griffin PM, Bailey WD. Burden of oral disease among older adults and implications for public health priorities (Carga da doença oral entre os adultos mais velhos e implicações para as prioridades de saúde pública). Jornal americano de saúde pública. 2012;102(3):411-418.
21. Miura H, Hara S, Yamasaki K, Usui Y. Relação entre as funções de mastigação e deglutição e a qualidade de vida relacionada com a saúde. In: Stuart R, editor. Oral Health Care Handbook. New York: Orange Apple; 2017. p. 13-24.
22. Oral Care In Patients At The End Of Life (Cuidados orais em doentes no fim da vida). Christchurch NZ: CDHB Hospital Palliative Care Service, 2008 CDHB Policy Report (Not numbered).
23. Chen CC, Schilling LS, Lyder CH. A concept analysis of malnutrition in the elderly. Journal of advanced nursing. 2001;36(1):131-142.
24. Evans C. Malnutrition in the elderly: a multifatorial failure to thrive. The Permanente journal. 2005;9(3):38-41.
25. Hickson M. Malnutrition and ageing. Postgraduate medical journal. 2006;82(963):2-8.
26. Hagen T. Malnutrition in Elderly a Major Concern, Needs Attention Oregon [Desnutrição em idosos é uma grande preocupação, precisa de atenção]: Oregon State University Newsroom; 2009 [citado 2018 2018/04/13]. Disponível em:

http://today.oregonstate.edu/archives/2007/jul/malnutrition-elderly-grande-preocupação-precisa-de-atenção.

27. Ray S, Laur C, Golubic R. Malnutrition in healthcare institutions: a review of the prevalence of under-nutrition in hospitals and care homes since 1994 in England. Clinical nutrition (Edinburgh, Scotland). 2014;33(5):829- 835.
28. Avelino-Silva TJ, Jaluul O. Malnutrition in Hospitalized Older Patients: Management Strategies to Improve Patient Care and Clinical Outcomes. International Journal of Gerontology. 2017;11(2):56-61.
29. OMS. Nutrição para pessoas idosas: Organização Mundial de Saúde (OMS); 2018 [citado 2018 2018/04/09]. Disponível em: http://www.who.int/nutrition/topics/ageing/en/index1.html.
30. Mojon P, Budtz-Jorgensen E, Rapin CH. Relationship between oral health and nutrition in very old people. Age and ageing. 1999;28(5):463-468.
31. De Marchi RJ, Hugo FN, Hilgert JB, Padilha DM. Associação entre estado de saúde bucal e estado nutricional em idosos independentes do sul do Brasil. Nutrition (Burbank, Los Angeles County, Calif). 2008;24(6):546-553.
32. Gil-Montoya JA, Subira C, Ramon JM, Gonzalez-Moles MA. Oral health- related quality of life and nutritional status. Journal of public health dentistry. 2008;68(2):88-93.
33. Van Lancker A, Verhaeghe S, Van Hecke A, Vanderwee K, Goossens J, Beeckman D. The association between malnutrition and oral health status in elderly in long-term care facilities: a systematic review. Revista internacional de estudos de enfermagem. 2012;49(12):1568-1581.
34. Nazemi L, Skoog I, Karlsson I, Hosseini S, Mohammadi MR, Hosseini M, et al. Malnutrition, Prevalence and Relation to Some Risk Factors among Elderly Residents of Nursing Homes in Tehran, Iran. Revista iraniana de saúde pública. 2015;44(2):218-227.
35. Poisson P, Laffond T, Campos S, Dupuis V, Bourdel-Marchasson I. Relationships between oral health, dysphagia and undernutrition in hospitalised elderly patients. Gerodontologia. 2016;33(2):161-168.
36. Huppertz VAL, van der Putten GJ, Halfens RJG, Schols J, de Groot L. Association Between Malnutrition and Oral Health in Dutch Nursing Home Residents: Results of the LPZ Study. Jornal da Associação Americana de Diretores Médicos. 2017;18(11):948-954.
37. Lochs H, Allison SP, Meier R, Pirlich M, Kondrup J, Schneider S, et al. Introdução às Diretrizes da ESPEN sobre Nutrição Enteral: Terminologia, definições e tópicos gerais. Clinical nutrition (Edinburgh, Scotland). 2006;25(2):180-186.
38. Yellowitz JA, Schneiderman MT. Elder's oral health crisis. O jornal da prática odontológica baseada em evidências. 2014;14 Suppl:191-200.
39. Schimmel M, Katsoulis J, Genton L, Muller F. Masticatory function and

nutrition in old age. Swiss dental journal. 2015;125(4):449-454.
40. OMS. Sexagésima Assembleia Mundial de Saúde: Saúde oral: plano de ação para a promoção e prevenção integrada de doenças, WHA60.17. Organização Mundial de Saúde, 2007.
41. BDA. Cuidados de saúde oral para pessoas idosas: BDA support for NICE quality standard for oral health in care homes 2017 Londres: British Dental Association; 2018 [citado 2018 2018/03/09]. Disponível em: https://bda.org/dentists/policy-campaigns/research/patient-care/older-people.
42. BDA. Cuidados de saúde oral para pessoas idosas: visão 2020. A BDA Key Issue Policy Paper. Londres: British Dental Association, 2003.
43. ADA. Oral Health Topics: Envelhecimento e saúde dentária EUA: American Dental Association. Centro de Informação Científica; 2018 [Disponível em: https://www.ada.org/en/member-center/oral-health-topics/aging-and-dental-health.
44. ADA. Cuidados orais em casa: Key Points. EUA: Centro de Informação Científica do Instituto de Ciência da ADA; 2018.
45. Hobdell M, Petersen PE, Clarkson J, Johnson N. Global goals for oral health 2020. International dental journal. 2003;53(5):285-288.
46. IDE. Declaração de política da FDI: Saúde Oral e Qualidade de Vida. Adoptada pela Assembleia Geral da FDI: 24 de setembro de 2015, Banguecoque. Tailândia: Federation Dentaire Internationale (FDI), 2015.
47. Scardina GA, Messina P. Boa saúde oral e dieta. J Biomed Biotechnol. 2012; 2012: 720692.
48. Heath H. Promoting older people's oral health Harrow: RCN Publishing Company; 2011 [Disponível em: http://www.wales.nhs.uk/documents/Promoting-older-peoples-oral- health NursingStandards.pdf.
49. Centers for Disease Control and Prevention e The Merck Company Foundation. The State of Aging and Health in America 2007. The Merck Company Foundation. 2007 [Disponível em: https://www.cdc.gov/aging/pdf/saha 2007.pdf.
50. Dye BA, Thornton-Evans G, Li X, Iafolla T. Dental caries and tooth loss in adults in the United States, 2011-2012. Hyattsville, MD: Departamento de Saúde e Serviços Humanos dos EUA, Centros de Controlo e Prevenção de Doenças, Centro Nacional de Estatísticas da Saúde; 2015.
51. CDC. Disparidades na Saúde Oral EUA: Centros de Controlo e Prevenção de Doenças; 2018 [Disponível em: https://www.cdc.gov/oralhealth/oral health disparities/index.htm.
52. Albandar JM. Global risk factors and risk indicators for periodontal diseases. Periodontologia 2000. 2002;29:177-206.
53. Kim J, Amar S. Doença periodontal e condições sistémicas: uma relação

bidirecional. Odontology. 2006;94(1):10-21.
54. Eke PI, Wei L, Thornton-Evans GO, Borrell LN, Borgnakke WS, Dye B, et al. Indicadores de risco para periodontite em adultos dos EUA: NHANES 2009 a 2012. Jornal de periodontologia. 2016;87(10):1174-1185.
55. Nazir MA. Prevalência da doença periodontal, sua associação com doenças sistémicas e prevenção. Revista internacional de ciências da saúde. 2017;11(2):72-80.
56. Doshi M. Mouth Care Matters: Um guia para profissionais de saúde hospitalares. Londres: NHS Health Education England, 2016.
57. Petersen PE, Bourgeois D, Ogawa H, Estupinan-Day S, Ndiaye C. The global burden of oral diseases and risks to oral health. Boletim da Organização Mundial de Saúde. 2005;83(9):661-669.
58. Thomson WM. Boca seca e pessoas idosas. Australian dental journal. 2015;60 Suppl 1:54-63.
59. Stein P, Aalboe J. Dental Care in the Frail Older Adult: Special Considerations and Recommendations. Jornal da Associação Dentária da Califórnia. 2015;43(7):363-368.
60. Mortazavi H, Baharvand M, Movahhedian A, Mohammadi M, Khodadoustan A. Xerostomia due to systemic disease: a review of 20 conditions and mechanisms. Anais da investigação em ciências médicas e da saúde. 2014;4(4):503-510.
61. Dhanuthai K, Rojanawatsirivej S, Thosaporn W, Kintarak S, Subarnbhesaj A, Darling M, et al. Oral cancer: Um estudo multicêntrico. Medicina oral, patologia oral y cirugia bucal. 2018;23(1):e23-e29.
62. Ghantous Y, Abu Elnaaj I. [INCIDÊNCIA GLOBAL E FACTORES DE RISCO DO CANCRO ORAL]. Harefuah. 2017;156(10):645-649.
63. NIH. Incidência de cancro oral (novos casos) por idade, raça e sexo EUA: Instituto Nacional de Investigação Dentária e Craniofacial (NIDCR), Institutos Nacionais de Saúde (NIH); fevereiro de 2018 [citado 2018 2018/06/04]. Disponível em: https://www.nidcr.nih.gov/research/data-statistics/oral-cancer/incidence.
64. Ram H, Sarkar J, Kumar H, Konwar R, Bhatt ML, Mohammad S. Oral cancer: risk factors and molecular pathogenesis. Journal of maxillofacial and oral surgery. 2011;10(2):132-137.
65. Kumar M, Nanavati R, Modi TG, Dobariya C. Oral cancer: Etiologia e factores de risco: A review. Journal of cancer research and therapeutics. 2016;12(2):458-463.
66. Risk Factors for Oral Cavity and Oropharyngeal Cancers USA: American Cancer Society; Medical and Editorial Content Team; 2018 [Disponível em: https://www.cancer.org/cancer/oral-cavity-and-oropharyngeal-cancer/causes-risks-prevention/risk-factors.html.
67. Bettie NF, Ramachandiran H, Anand V, Sathiamurthy A, Sekaran P. Tools for

evaluating oral health and quality of life. Journal of pharmacy & bioallied sciences. 2015;7(Suppl 2):S414-419.
68. Ahmed T, Haboubi N. Assessment and management of nutrition in older people and its importance to health. Clinical interventions in aging. 2010;5:207-216.
69. Guigoz Y. A revisão da literatura sobre a Mini Avaliação Nutricional (MNA) - O que é que ela nos diz? The journal of nutrition, health & aging. 2006;10(6):466-485; discussão 485-467.
70. Favaro-Moreira NC, Krausch-Hofmann S, Matthys C, Vereecken C, Vanhauwaert E, Declercq A, et al. Risk Factors for Malnutrition in Older Adults: A Systematic Review of the Literature Based on Longitudinal Data (Uma revisão sistemática da literatura baseada em dados longitudinais). Avanços em nutrição (Bethesda, Md). 2016;7(3):507-522.
71. Atchison K. The general oral health assessment index. Measuring oral health and quality of life Chapel Hill: Universidade da Carolina do Norte. 1997:71-80.
72. Slade GD. Medição da saúde oral e da qualidade de vida: Departamento de Ecologia Dentária, Faculdade de Medicina Dentária, Universidade da Carolina do Norte; 1997.
73. Slade GD, Spencer AJ. Development and evaluation of the Oral Health Impact Profile. Community dental health. 1994;11(1):3-11.
74. Stratton RJ, Hackston A, Longmore D, Dixon R, Price S, Stroud M, et al. Malnutrition in hospital outpatients and inpatients: prevalence, concurrent validity and ease of use of the 'malnutrition universal screening tool' ('MUST') for adults. The British journal of nutrition. 2004;92(5):799-808.
75. BAPEN. Introducing 'MUST' London: British Association for Parental and Enteral and Nutrition (BAPEN); 2016 [citado em 2018 2018/03/20]. Disponível em: http://www.bapen.org.uk/screening-and-must/must/introducing- must.
76. Ziebolz D, Werner C, Schmalz G, Nitschke I, Haak R, Mausberg RF, et al. Oral Health and nutritional status in nursing home residents-results of an explorative cross-sectional pilot study. BMC geriatrics. 2017;17(1):39.
77. Vellas B, Villars H, Abellan G, Soto ME, Rolland Y, Guigoz Y, et al. Overview of the MNA--Its history and challenges. The journal of nutrition, health & aging. 2006;10(6):456-463; discussão 463-455.
78. Detsky AS, McLaughlin JR, Baker JP, Johnston N, Whittaker S, Mendelson RA, Jeejeebhoy KN. What is subjective global assessment of nutritional status? JPEN J Parenter Enteral Nutr. 1987;11(1):8-13.
79. Bharadwaj S, Ginoya S, Tandon P, Gohel TD, Guirguis J, Vallabh H, et al. Malnutrition: laboratory markers vs nutritional assessment. Relatório de gastroenterologia. 2016;4(4):272-280.
80. Moore D, Davies G. What is Known About the Oral Health of Older People in England and Wales A review of oral health surveys of older people. London: Public Health England, 2015.

81. Dhama K, Razdan P, Niraj LK, Ali I, Patthi B, Kundra G. Magnifying the Senescence: Impact of Oral Health on Quality of Life and Daily Performance in Geriatrics: A Cross-Sectional Study. Jornal da Sociedade Internacional de Odontologia Preventiva e Comunitária. 2017;7(Suppl 2):S113-s118.
82. Porter J, Ntouva A, Read A, Murdoch M, Ola D, Tsakos G. The impact of oral health on the quality of life of nursing home residents. Resultados de saúde e qualidade de vida. 2015;13:102.
83. Hayasaka K, Tomata Y, Aida J, Watanabe T, Kakizaki M, Tsuji I. Tooth loss and mortality in elderly Japanese adults: effect of oral care. Jornal da Sociedade Americana de Geriatria. 2013;61(5):815-820.
84. Iinuma T, Arai Y, Takayama M, Abe Y, Ito T, Kondo Y, et al. Association between maximum occlusal force and 3-year all-cause mortality in community-dwelling elderly people. BMC oral health. 2016;16(1):82.
85. Tanaka T, Takahashi K, Hirano H, Kikutani T, Watanabe Y, Ohara Y, et al. Oral Frailty as a Risk Fator for Physical Frailty and Mortality in Community-Dwelling Elderly. The journals of gerontology Series A, Biological sciences and medical sciences. 2017.
86. Torres LH, Tellez M, Hilgert JB, Hugo FN, de Sousa MD, Ismail AI. Frailty, Frailty Components, and Oral Health: A Systematic Review. Journal of the American Geriatrics Society. 2015;63(12):2555-2562.
87. Ramsay SE, Papachristou E, Watt RG, Tsakos G, Lennon LT, Papacosta AO, et al. Influence of Poor Oral Health on Physical Frailty: A PopulationBased Cohort Study of Older British Men. Jornal da Sociedade Americana de Geriatria. 2018;66(3):473-479.
88. de Andrade FB, Lebrao ML, Santos JL, Duarte YA. Relação entre saúde bucal e fragilidade em idosos residentes na comunidade no Brasil. Journal of the American Geriatrics Society. 2013;61(5):809-814.
89. Clegg A, Young J, Iliffe S, Rikkert MO, Rockwood K. Frailty in elderly people. Lancet (Londres, Inglaterra). 2013;381(9868):752-762.
90. Dewake N, Hamasaki T, Sakai R, Yamada S, Nima Y, Tomoe M, et al. Relationships among sense of coherence, oral health status, nutritional status and care need level of older adults according to path analysis. Geriatrics & gerontology international. 2017;17(11):2083-2088.
91. Krall E, Hayes C, Garcia R. How dentition status and masticatory function affect nutrient intake. Journal of the American Dental Association (1939). 1998;129(9):1261-1269.
92. Joshipura KJ, Willett WC, Douglass CW. The impact of edentulousness on food and nutrient intake (O impacto da desdentação na ingestão de alimentos e nutrientes). Journal of the American Dental Association (1939). 1996;127(4):459-467.
93. Hung HC, Colditz G, Joshipura KJ. The association between tooth loss and the self-reported intake of selected CVD-related nutrients and foods among US

women. Community dentistry and oral epidemiology. 2005;33(3):167-173.
94. Iwasaki M, Taylor GW, Manz MC, Yoshihara A, Sato M, Muramatsu K, et al. Oral health status: relationship to nutrient and food intake among 80- year-old Japanese adults. Odontologia comunitária e epidemiologia oral. 2014;42(5):441-450.
95. Oluwagbemigun K, Dietrich T, Pischon N, Bergmann M, Boeing H. Association between Number of Teeth and Chronic Systemic Diseases: A Cohort Study Followed for 13 Years. PloS one. 2015;10(5):e0123879.
96. Demmer RT, Molitor JA, Jacobs DR, Jr., Michalowicz BS. Periodontal disease, tooth loss and incident rheumatoid arthritis: results from the First National Health and Nutrition Examination Survey and its epidemiological follow-up study. Journal of clinical periodontology. 2011;38(11):998-1006.
97. Nagpal R, Yamashiro Y, Izumi Y. A associação bidirecional da infeção periodontal com doenças sistémicas: An Overview. Mediadores da inflamação. 2015;2015:793898.

98. BAPEN. Introduction to Malnutrition Londres: Associação Britânica de Nutrição Parental e Enteral (BAPEN); 2017 [citado em 2018 2018/03/20]. Disponível em: http://www.bapen.org.uk/about-malnutrition/introduction-to-malnutrition?showall=&start=4
99. Naidoo S. Oral Health and Nutrition. In: Stuart R, editor. Oral Health Care Handbook (Manual de Cuidados de Saúde Oral). New York: Orange Apple; 2017. p. 131-142.
100. Abnet CC, Qiao YL, Dawsey SM, Dong ZW, Taylor PR, Mark SD. Tooth loss is associated with increased risk of total death and death from upper gastrointestinal cancer, heart disease, and stroke in a Chinese population-based cohort. Revista Internacional de Epidemiologia. 2005;34(2):467-474.
101. Gil-Montoya JA, Ponce G, Sanchez Lara I, Barrios R, Llodra JC, Bravo M. Association of the oral health impact profile with malnutrition risk in Spanish elders. Arquivos de gerontologia e geriatria. 2013;57(3):398- 402.
102. Burks CE, Jones CW, Braz VA, Swor RA, Richmond NL, Hwang KS, et al. Risk Factors for Malnutrition among Older Adults in the Emergency Department: A Multicenter Study. Jornal da Sociedade Americana de Geriatria. 2017;65(8):1741-1747.
103. Pereira GF, Bulik CM, Weaver MA, Holland WC, Platts-Mills TF. Malnutrition among cognitively intact, noncritically ill older adults in the emergency department. Annals of emergency medicine. 2015;65(1):85- 91.
104. McMinn J, Steel C, Bowman A. Investigation and management of unintentional weight loss in older adults. BMJ (Clinical research ed). 2011;342:d1732.
105. Guigoz Y, Vellas B, Garry PJ. Assessing the nutritional status of the elderly: The Mini Nutritional Assessment as part of the geriatric evaluation. Nutrition

reviews. 1996;54(1 Pt 2):S59-65.
106. Toniazzo MP, Amorim PS, Muniz FW, Weidlich P. Relação do estado nutricional e saúde bucal em idosos: Revisão sistemática com meta-análise. Clinical nutrition (Edinburgh, Scotland). 2017.
107. Sierpinska T, Golebiewska M, Dlugosz JW. A relação entre a eficiência mastigatória e o estado da dentição em pacientes com perda parcial de dentes não reabilitados. Avanços nas ciências médicas. 2006;51 Suppl 1:196-199.
108. Sahyoun NR, Lin CL, Krall E. Nutritional status of the older adult is associated with dentition status. Journal of the American Dietetic Association. 2003;103(1):61-66.
109. Sheiham A, Steele J. Does the condition of the mouth and teeth affect the ability to eat certain foods, nutrient and dietary intake and nutritional status amongst older people? Public health nutrition. 2001;4(3):797-803.
110. Iwasaki M, Yoshihara A, Ogawa H, Sato M, Muramatsu K, Watanabe R, et al. Longitudinal association of dentition status with dietary intake in Japanese adults aged 75 to 80 years. Jornal de reabilitação oral. 2016;43(10):737-744.
111. El Helou M, Boulos C, Adib SM, Tabbal N. Relationship between oral health and nutritional status in the elderly: a pilot study in Lebanon. Jornal de Gerontologia Clínica e Geriatria. 2014;5(3):91-95.
112. Samnieng P, Ueno M, Shinada K, Zaitsu T, Wright FA, Kawaguchi Y. Oral health status and chewing ability is related to mini-nutritional assessment results in an older adult population in Thailand. Jornal de nutrição em gerontologia e geriatria. 2011;30(3):291-304.
113. Grupo de Trabalho sobre Malnutrição. Preventing Malnutrition in later life: Malnutrition in the UK factsheet UK: Malnutrition Task force; 2018 [citado 2018 2018/03/20]. Disponível em: http://www.malnutritiontaskforce.org.uk/resources/malnutrition- factsheet/.
114. Holmlund A, Holm G, Lind L. Number of teeth as a predictor of cardiovascular mortality in a cohort of 7,674 subjects followed for 12 years. Journal of periodontology. 2010;81(6):870-876.
115. Cousson PY, Bessadet M, Nicolas E, Veyrune JL, Lesourd B, Lassauzay C. Estado nutricional, ingestão alimentar e qualidade de vida oral em utilizadores idosos de próteses completas. Gerodontology. 2012;29(2):e685-692.
116. Rodrigues HL, Jr., Scelza MF, Boaventura GT, Custodio SM, Moreira EA, Oliveira Dde L. Relação entre saúde bucal e condição nutricional em idosos. Journal of applied oral science : revista FOB. 2012;20(1):38- 44.
117. Ellershaw J, Ward C. Care of the dying patient: the last hours or days of life. BMJ (Clinical research ed). 2003;326(7379):30-34.
118. Kvalheim SF, Strand GV, Husebo BS, Marthinussen MC. End-of-life palliative oral care in Norwegian health institutions. Um estudo exploratório. Gerodontology. 2016;33(4):522-529.

119. Hui D, Dev R, Bruera E. The last days of life: symptom burden and impact on nutrition and hydration in cancer patients. Current opinion in supportive and palliative care (Opinião atual em cuidados paliativos e de apoio). 2015;9(4):346-354.
120. SDCEP. Avaliação e Revisão de Saúde Bucal: Dental Clinical Guidance. Scottish Dental Clinical Effectiveness Programme (SDCEP); 2012 [Disponível em: http://www.sdcep.org.uk/wp- content/uploads/2015/04/SDCEP-OHAR-Version-1.0.pdf.
121. Marshall EG, Clarke BS, Varatharasan N, Andrew MK. A Long-Term Care-Comprehensive Geriatric Assessment (LTC-CGA) Tool: Improving Care for Frail Older Adults? Revista canadiana de geriatria: CGJ. 2015;18(1):2-10.
122. Bradbury J, Thomason JM, Jepson NJ, Walls AW, Allen PF, Moynihan PJ. Nutrition counseling increases fruit and vegetable intake in the edentulous. Journal of dental research. 2006;85(5):463-468.

Coautora: **A Dr.ª Ruth O. Ijaopo** (mbbs; mph-uk) é uma médica hospitalista de sucesso no NHS do Reino Unido. Tem um grande interesse em publicações médicas e em medicina geriátrica. A Dra. Ruth Ijaopo também se dedica a promover questões essenciais de saúde pública.

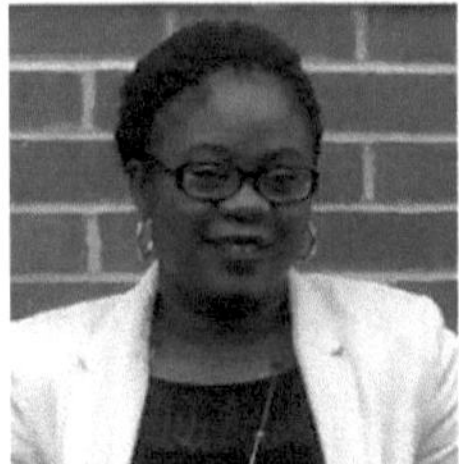

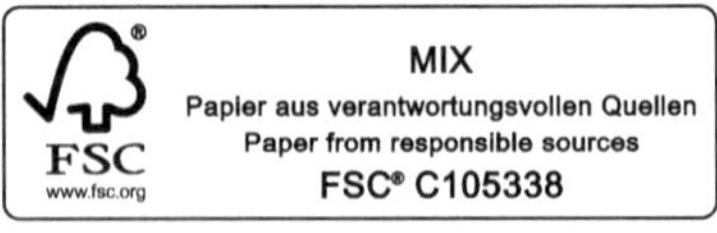

Printed by Books on Demand GmbH, Norderstedt / Germany